DES

TROUBLES OCULAIRES

DANS

L'ATAXIE LOCOMOTRICE

PARALYSIE DES NERFS MOTEURS

ATROPHIE DES NERFS OPTIQUES — NÉVRITE DE LA CINQUIÈME PAIRE

TRAITEMENT

PAR

LE Dʳ X. GALEZOWSKI

LEÇONS FAITES A L'ÉCOLE PRATIQUE DE LA FACULTÉ DE MÉDECINE

Recueillies et rédigées par F. DESPAGNET

PARIS

ANCIENNE LIBRAIRIE GERMER BAILLIÈRE ET Cⁱᵉ

FÉLIX ALCAN, ÉDITEUR

108, BOULEVARD SAINT-GERMAIN, 108

1884

DES
TROUBLES OCULAIRES

DANS

L'ATAXIE LOCOMOTRICE

OUVRAGES DE M. X. GALEZOWSKI

LIBRAIRIE FÉLIX ALCAN

Desmarres, sa Vie et ses Œuvres. Une brochure in-18.......... 2 fr.
Les Cataractes. 1 vol. in-8 (*sous presse*).

LIBRAIRIE J. B. BAILLIÈRE ET FILS

Traité des maladies des yeux. 2ᵉ édition, Paris 1875, 1 vol. in-8 de
xvi-896 pages, avec 416 fig............................. 20 fr.
Le même cartonné................................. 21 fr.

Échelles optométriques et chromatiques pour mesurer l'acuité de la
vision, les limites du champ visuel et la faculté chromatique, ac-
compagnés de tables synoptiques pour le choix des lunettes, Paris,
1883, gr. in-8, 34 pl. noires et col., cart................ 7 fr. 50

Échelles portatives des caractères et des couleurs pour mesurer
l'acuité visuelle. Paris, 1880, in-18 oblong, 34 planches noires et
coloriées, cart.................................. 2 fr. 50

Schéma du champ visuel. 100 feuilles................. 2 fr. 50

Du diagnostic des maladies des yeux par la chromatoscopie réti-
nienne, précédé d'une Etude sur les lois physiques et physiologiques
des couleurs, Paris, 1868, 1 vol in-8 de 257 pages, avec 31 figures,
une échelle chromatique comprenant 44 teintes et cinq échelles
typographiques tirées en noir et en couleurs.............. 7 fr.

Traité iconographique d'ophtalmoscopie, comprenant la description
des différents ophtalmoscopes, l'exploration des membranes internes
de l'œil, et le diagnostic des affectios cérébrales et constitutionelles.
2ᵉ édition. Paris, 1884, 1 vol. gr. in-8 de 300 pages avec atlas de 20
planches chromolithographiées, cart................... 30 fr.

EN COLLABORATION AVEC M. DAGUENET. — **Diagnostic et traitement des affections oculaires**. Paris, 1883-1884, 1 vol. gr. in-8 de
900 pages, avec figures.............................. 16 fr.

BOURLOTON. — Imprimeries réunies, B.

DES
TROUBLES OCULAIRES

DANS

L'ATAXIE LOCOMOTRICE

PARALYSIE DES NERFS MOTEURS

ATROPHIE DES NERFS OPTIQUES — NÉVRITE DE LA CINQUIÈME PAIRE

TRAITEMENT

PAR

LE DR X. GALEZOWSKI

LEÇONS FAITES A L'ÉCOLE PRATIQUE DE LA FACULTÉ DE MÉDECINE

Recueillies et rédigées par **F. DESPAGNET**

PARIS

ANCIENNE LIBRAIRIE GERMER BAILLIÈRE ET Cie

FÉLIX ALCAN, ÉDITEUR

108, BOULEVARD SAINT-GERMAIN, 108

1884.

DES TROUBLES OCULAIRES

DANS

L'ATAXIE LOCOMOTRICE

Certaines affections de la moelle épinière, telles que l'ataxie locomotrice, la myélite, la sclérose, se compliquent parfois de troubles visuels très importants, mais d'ordinaire c'est dans la première qu'on les rencontre. Les altérations oculaires, dans l'ataxie locomotrice, sont connues depuis le commencement de ce siècle, et, en compulsant les auteurs datant de cette époque, on y trouve que le *tabes* amène la cécité ; mais l'énonciation de ce fait n'est accompagnée d'aucun commentaire, d'aucune explication sur les rapports de cette cécité avec l'altération de la moelle. Il nous faut arriver jusqu'à ces dernières années pour trouver une étude complète sur ce sujet. A Duchenne (de Boulogne), en effet, revient l'honneur d'avoir le premier déterminé les rapports intimes des troubles oculaires avec l'affection spinale dont ils sont la conséquence directe. Plus d'une fois Duchenne voulut bien me faire prendre part à ses recherches et m'associer à ses travaux. Plus tard, M. le professeur Charcot a complété cette étude et il nous a donné d'une façon magistrale le tableau de tous les troubles que l'on peut rencontrer dans l'ataxie. Enfin, dans ces derniers temps, M. Fournier, en nous démontrant que le plus communément cette affection est d'origine syphilitique, nous a enseigné dans quel sens nous devions diriger notre médication.

Quels sont donc les troubles oculaires que l'on rencontre dans l'ataxie ? Ils sont de plusieurs ordres : 1° *altération des nerfs moteurs de l'œil ;* 2° *altération des nerfs optiques ;* 3° *altération des nerfs de la cinquième paire* (nerfs de sensibilité).

I

PARALYSIE DES NERFS MOTEURS DE L'ŒIL

L'œil doit ses mouvements à des muscles qu'innervent la troisième, la quatrième et la sixième paire, et tous ces troncs nerveux peuvent, soit isolément, soit en même temps, être atteints par l'ataxie. A quelle époque de l'affection générale ? A toutes les époques et même avant que tout autre symptôme ataxique soit devenu évident, ainsi que l'avait fort justement démontré Duchenne. Donc les paralysies musculaires de l'œil peuvent se produire soit au début, soit à un moment quelconque de l'évolution de la maladie. Sont-elles fréquentes ces paralysies? M. Fournier les a trouvées 45 fois sur 100. Quant à moi, sur 600 atrophies de papilles ataxiques que j'ai relevées dans mon livre d'observations, j'ai rencontré simultanément, dans les trois quarts des cas, les paralysies musculaires.

Comment reconnaîtrons-nous ces paralysies? Avant d'entrer dans l'étude du diagnostic, il nous faut savoir comment se produit le phénomène principal que l'on observe, c'est-à-dire la *diplopie*. Pour cela, il est besoin de nous rappeler quelques notions de physiologie sur la vision binoculaire simple.

Pour que la vision binoculaire simple s'accomplisse, il faut que les yeux soient dirigés de telle façon que leurs axes optiques convergent vers le point observé et se réunissent sur lui, ou, ce qui revient au même, il faut que les images soient reçues sur *les points identiques* des deux rétines. Quels sont *ces points identiques ?* Les deux yeux étant normaux, les deux rétines sont d'égale dimension. Si, par la pensée, on détache ces deux yeux et qu'on superpose les deux rétines sans changer leur position normale, les points identiques seront mathématiquement en contact les uns avec les autres. Mais en faisant cette superposition, il nous faut remarquer que la partie externe de l'une des rétines est venue s'appliquer sur la partie interne de sa congénère et réciproquement. En effet, pour la vision des objets placés en haut ou en bas de l'horizon visuel, les mouvements des yeux étant symétriques, les points identiques sont également symétriques en haut et en bas sur chacune des deux rétines ; mais, pour la vision des objets situés à droite ou à gauche de l'observateur, il n'en est plus de même ; les mouvements des deux yeux sont opposés, tandis que l'un se dirige en dedans, l'autre se dirige en dehors ; il en résulte que, dans un œil, c'est la partie interne, dans l'autre, la partie externe de la rétine, qui se trouvent impressionnées par le même objet. Donc, en dehors ou en dedans, les points identiques sont opposés ; ceux de droite d'un œil correspondent à ceux de gauche de l'autre œil, et *vice versa*. Ainsi, il y a vision simple chaque fois que sur les deux yeux les points identiques sont impressionnés en même temps. Mais comment se fait-il que les impressions produites sur ces points de la rétine, dits points identiques, ne transmettent à l'encéphale qu'une seule impression ? C'est là un phénomène que l'anatomie ne nous a pas encore permis de débrouiller. Chaque élément de la rétine aurait-il un filet propre de transmission et les filets des points identiques des deux yeux iraient-ils se réunir au même point du cerveau ? Ou bien les points identiques des deux rétines correspondent-ils simplement à un même côté de l'encéphale ? Cette hypothèse est du moins très vraisemblable, ainsi que nous permet de le supposer l'entre-croisement partiel des nerfs optiques dans le chiasma. Quoi qu'il en soit, si l'interprétation du fait nous échappe, le fait n'en existe pas moins et nous en avons la preuve dans le phénomène physiologique qui se produit, quand les axes optiques des deux yeux ne convergent pas vers le même point, quand, en un mot, les points identiques ne sont pas impressionnés à la fois. Ce phénomène, c'est la *diplopie*.

Pour bien saisir les divers symptômes fonctionnels que l'on rencontre dans les paralysies musculaires de l'œil, il faut encore se rappeler la place qu'occupent les deux images dans telle ou telle paralysie. Normalement, le point de fixation va se peindre dans la macula. Les objets environnant le point de fixation vont faire leur image tout autour de la macula dans la périphérie de la rétine, ceux qui se trouvent en dehors faisant leur image en dedans, et ceux qui sont placés en dedans faisant leur image en dehors. Il en résulte que, toute impression reçue par la partie externe de la rétine, l'œil la rapporte naturellement en dedans et toute impression reçue par la partie interne il la rapporte en dehors. Or, dans la vision binoculaire, quand l'un des deux yeux n'a pas ses mouvements physiologiques, il arrive que, dans certaines positions, les axes optiques ne correspondent pas, les points identiques ne sont pas impressionnés en même temps : il y a diplopie. Dans l'œil normal, l'image se fait dans la macula et tout autour de la macula, et l'œil rapporte l'impression reçue à son point de départ. Dans l'autre œil, l'image se fait dans un point quelconque de la rétine, plus ou moins loin de la macula, et l'œil rapporte l'impression reçue dans un point différent de son point d'origine. Si l'image de l'objet perçu se fait en dehors de la macula, l'œil voit cet objet beaucoup plus en dedans qu'il ne se trouve en réalité ; si elle se fait en dedans, l'œil le voit en dehors ; si elle se fait en haut, l'œil le voit en bas ; si elle se fait en bas, l'œil le voit en haut ; et l'œil voit l'objet à un endroit d'autant plus éloigné de sa véritable place que l'image s'est faite dans un point de la rétine plus distant de la macula. Ce principe bien admis, il ne nous reste qu'à nous rendre bien compte de l'action physiologique de chaque muscle moteur de l'œil et nous saurons comment se produisent les doubles images dans les diverses paralysies. Ces muscles innervés, ainsi que nous l'avons dit, par les troisième, quatrième et sixième paires sont au nombre de six. Quatre reçoivent l'innervation de la troisième paire : le droit interne, le droit supérieur, le droit inférieur, le petit oblique. Ce même tronc fournit un rameau au releveur de la paupière et aux fibres contractiles de la pupille. Le droit interne attire l'œil en dedans horizontalement. Le droit supérieur l'amène en haut et en dedans, le droit inférieur en bas et également en dedans. Le petit oblique fait regarder en haut et tout à fait en dehors. La quatrième paire fait mouvoir le grand oblique, dont l'action est d'attirer l'œil en bas et endehors. Enfin, la sixième paire innerve le droit externe dont l'action est l'opposée de celle du droit interne, c'est-à-dire entraîne l'œil horizontalement en dehors. La paralysie d'un de ces muscles amènera la perte de sa fonction et par suite l'œil ne pourra se porter du côté où ce muscle exerce son action; d'où il suit que les axes optiques des deux yeux ne pourront partout correspondre au même point, et il y aura diplopie dans certaines positions.

Il y a trois points principaux qu'il faut toujours avoir présents à la mémoire quand nous nous trouvons devant une diplopie par paralysie :

1° *La théorie des points identiques; 2° le point de la rétine où va se faire l'image de l'objet perçu; 3° de quel côté l'œil rapporte l'image qui ne se fait pas dans la macula.*

Est-ce à dire que tout individu dont les axes optiques des deux yeux ne convergeront pas vers le même point, dont les points identiques ne seront pas impressionnés à la fois, verra forcément double? Certainement non, et nous trouvons souvent, en effet, des personnes dont l'un des deux yeux est strabique, soit par vice de réfraction, soit par suite de paralysie ancienne, ne voyant qu'une seule fois le même objet. Comment expliquer ce phénomène, car, théoriquement, nous devrions, dans ces cas, constater de la diplopie? C'est que ces malades, avec l'habitude, finissent par faire abstraction de l'une des deux images. L'image fausse, celle donnée par l'œil strabique, se produit sur un point quelconque, mais périphérique de la rétine. Or, en physiologie, on nous démontre que la partie la plus sensible de la rétine c'est la partie centrale, la macula, et que plus on s'éloigne de ce centre, plus la sensibilité diminue. Aussi l'image fausse est-elle toujours moins nette, plus diffuse que la vraie, car elle se fait toujours à la périphérie. Progressivement, comme s'il s'était produit une sorte d'anesthésie de la rétine, l'œil finit par ne plus l'apercevoir, par la perdre. C'est pourquoi, si ces individus ont la vision simple, c'est qu'ils ne voient que d'un œil.

Mais revenons au diagnostic des diverses paralysies et à leur plus ou moins grande fréquence dans l'ataxie locomotrice.

La paralysie de la troisième paire est, de toutes, celle que l'on y rencontre le plus fréquemment. Elle peut être totale ou partielle. Totale, quand toutes les branches se trouvent prises, elle est facile à diagnostiquer. En effet, innervant, ainsi que nous l'avons dit, le droit interne, supérieur et inférieur, l'œil ne peut exécuter aucun mouvement en dedans. Tout malade ayant une paralysie de la troisième paire voit double, par conséquent, chaque fois que l'objet qu'il regarde se trouve placé en dedans de l'œil paralysé, c'est-à-dire du côté de l'œil sain, et l'image se reproduisant toujours du côté externe de la rétine, l'œil la rapporte plus en dedans qu'elle ne l'est en réalité par rapport à lui. D'où on a toujours des images croisées dans la paralysie de la troisième paire, c'est-à-dire que l'image qui est à gauche est fournie par l'œil droit, et l'image qui est à droite est fournie par l'œil gauche. Quant à reconnaître quel est l'œil paralysé, cela est bien simple. Plus l'objet fixé sera porté du côté de l'œil sain, plus l'écartement des images augmentera. Plus, au contraire l'objet fixé sera porté du côté de l'œil malade et plus les images se rapprocheront, plus la diplopie tendra à disparaître.

En d'autres termes, les symptômes fonctionnels de la paralysie de la troisième paire peuvent se résumer ainsi : *Diplopie aux images croisées; l'écartement des images augmente du côté de l'œil sain, diminue du côté de l'œil malade.* Nous avons aussi des symptômes physiques : le strabisme d'abord, qui est toujours divergent, le droit externe entraînant l'œil en dehors, puisque son antagoniste, le droit interne, est paralysé. La troisième paire fournissant le filet du releveur de la paupière supérieure et des fibres contractiles de la pupille, on a, en même temps, *ptosis* et *mydriase*. Tels sont les signes de la paralysie totale de la troisième paire. Mais il arrive souvent que la paralysie est partielle, que certaines branches seules sont atteintes. En effet, la *mydriase* peut exister isolément sans la paralysie d'aucun autre muscle. A notre avis, ce n'est là qu'une manifestation d'une paralysie partielle de la troisième paire et non la conséquence d'une altération plus ou moins spéciale de telle ou telle partie du cerveau. Cette mydriase isolée est bien des fois le premier phénomène de l'ataxie Il est donc très important de bien connaître les différentes causes de la mydriase. Elle peut être d'origine syphilitique, mais il faut toujours être très méfiant dans ce cas, la mydriase pouvant être la manifestation non d'une névrite interstitielle périphérique d'une des branches de la troisième paire, mais bien la conséquence d'une ataxie au début, provoquée par la syphilis. La mydriase peut aussi se produire, par action réflexe, à la suite d'une névrite de la cinquième paire, consécutive à une carie dentaire. Elle peut survenir à la suite de contusion ou blessure de la région périorbitaire. On la rencontre enfin dans les altérations profondes de l'œil : glaucome, hémorragie du corps vitré, etc., etc.

On peut aussi parfois observer le *ptosis* comme seule manifestation de la paralysie de la troisième paire, mais ce fait est rare. Le plus communément il existe avec la paralysie commençante des autres filets. En tout cas, elle ne tarde pas à se produire.

La paralysie de la troisième paire ne se rencontre pas que dans l'ataxie, mais c'est dans cette affection qu'on la trouve le plus souvent. Elle est rarement binoculaire, presque toujours monoculaire. Quand elle se produit, elle dure un certain temps et peut disparaître toute seule, ainsi que l'ont très justement écrit Duchenne (de Boulogne) et Trousseau; mais elle revient, disparaît encore pour revenir de nouveau. Dans d'autres cas, une fois déclarée, elle persiste toujours et est incurable.

Sa durée d'évolution est de six semaines à deux mois; si elle dépasse cette époque, elle est rarement guérissable.

Elle peut exister simultanément avec d'autres paralysies dans le même œil, ou dans l'autre œil, ou avec l'atrophie papillaire.

La paralysie de la sixième paire s'observe tout à fait au début de l'affection spinale. Duchenne l'appelle phénomène *prodromique;* Charcot, symptôme *céphalique* de l'ataxie. Son diagnostic ne présente pas de grandes difficultés. Comme la paralysie de la troisième paire, elle offre des signes physiques et fonctionnels. Les premiers sont caractérisés par un strabisme convergent et l'impossibilité où se trouve l'œil de se porter en dehors. Les seconds sont fournis par la *diplopie* qui est toujours aux *images homonymes.* L'image fournie par l'œil gauche est vue à gauche ; celle fournie par l'œil droit est vue à droite. *L'écartement des images augmente du côté de l'œil malade, diminue du côté de l'œil sain.*

Comme la diplopie aux images homonymes se rencontre également dans les paralysies du grand et du petit oblique, nous donnerons immédiatement la symptomatologie de ces dernières pour faire ressortir leurs caractères différentiels, d'autant plus qu'on les rencontre parfois également dans l'ataxie, et que la paralysie du grand oblique se trouve souvent liée à celle de la sixième paire.

Le grand oblique est innervé par la quatrième paire, ou nerf pathétique. Son action est de faire regarder l'œil en bas et tout à fait en dehors. Quand il est paralysé, il amène toujours une *diplopie* aux *images homonymes* dans le *champ inférieur* seulement, avec l'écartement des images augmentant *en bas et en dehors du côté de l'œil malade.* L'image *fausse* est vue beaucoup *plus bas* que la vraie. Si l'objet fixé se trouve placé au-dessus de l'horizon de l'œil, la diplopie disparaît. Les individus qui présentent cette paralysie essayent de se débarrasser de cette diplopie, qui est très gênante par un port spécial de leur tête qu'ils tiennent toujours fortement penchée sur l'épaule correspondant à l'œil malade, et légèrement tournée en haut, de sorte que cette position engendre très rapidement une sorte de torticolis, avec une sensation très douloureuse dans toute la région du cou, comme l'a si bien dit Cuignet.

Le petit oblique, innervé par un des filets de la troisième paire, entraîne l'œil en haut et en dehors. Sa paralysie est presque toujours combinée avec celle des autres muscles. Quand elle existe seule, elle amène une diplopie aux *images homonymes* dans le *champ supérieur*. Au-dessous de la ligne horizontale, il n'y a plus de vision double. L'écartement des images se produit *en haut* et *en dehors* du côté de l'œil paralysé. L'image *fausse est plus haute* et légèrement inclinée sur la vraie.

Si maintenant nous rapprochons ces deux dernières paralysies de celle du droit externe, nous trouvons que toutes produisent une diplopie aux images homonymes, mais tandis que la dernière fait voir double, tant en haut qu'en bas, les deux autres n'amènent de diplopie, l'une que dans le champ supérieur et l'autre que dans le champ inférieur.

Avant de revenir à la paralysie du droit externe, il me faut dire deux mots de la diplopie produite par les contractures musculaires pour établir le diagnostic différentiel. La contracture d'un muscle produit tous les phénomènes fonctionnels et physiques de la paralysie de son antagoniste. Ainsi, la contracture du droit interne amène les mêmes symptômes que la paralysie du droit externe, de sorte qu'au premier abord il semble que la confusion sera très facile. La différence est cependant essentielle et réside dans la diplopie. Dans les paralysies, les doubles images sont fixes et leur écartement toujours le même pour le même point. Dans les contractures, au contraire, les images sont toujours mobiles et leur écartement varie à l'infini pour le même point. Cette mobilité extrême des images résulte du spasme des fibres musculaires qui se reproduisent à chaque instant dans les contractures et impriment à l'œil des mouvements continuels. Ce caractère suffit largement pour ne point confondre la paralysie d'un muscle avec la contracture de son antagoniste.

Je reviens à la paralysie de la sixième paire qui peut être binoculaire ou monoculaire ; mais neuf fois sur dix elle est binoculaire et cela tient à son origine. On trouve en effet les deux sixièmes paires prenant naissance dans le quatrième ventricule, des deux côtés du raphé médian, et même d'après Schrœder van der Kolk, il semblerait que dans ce raphé médian les fibres des deux nerfs s'entre-croisent. En tout cas, le voisinage de leur origine explique suffisamment pourquoi ces deux nerfs sont souvent altérés en même temps.

D'ordinaire, la pupille ne présente aucune modification dans la paralysie de la sixième paire ; mais il y a des exceptions et parfois on trouve un peu de myosis, ce qui pourrait faire croire que la paralysie siège dans l'autre œil, qui a la pupille plus large. Ce myosis tient à la contracture des muscles de la troisième paire. D'ailleurs dans toute paralysie ancienne on trouve toujours plus ou moins de contracture dans les antagonistes.

Il n'y a pas que l'ataxie qui puisse amener la paralysie de la sixième paire. On la rencontre aussi dans la glycosurie qui la produit le plus souvent dans les deux yeux. Dans ce cas, l'altération du nerf moteur oculaire externe est facilement explicable par son origine dans le quatrième ventricule, car depuis les immortelles recherches de Claude Bernard nous savons que c'est dans cette partie du cerveau que siège la lésion principale de la glycosurie. Peter et Dumontpallier, dans la dernière édition de Trousseau, ont donné une confirmation à ce fait, en rapportant des cas de diabète où, à l'autopsie, ils avaient trouvé de nombreuses altérations dans le plancher du quatrième ventricule.

Le traumatisme peut aussi amener la paralysie de ce nerf soit monoculaire, soit binoculaire. La plupart du temps, dans ces cas, la contusion porte sur la tête et il se fait une hémorrhagie du quatrième ventricule. Bien souvent on constatera alors simultanément une paralysie de la septième paire dont les origines se trouvent très voisines. J'ai, il y a quelques années, rapporté deux faits de ce genre dans la *Gazette des hôpitaux*.

Enfin, j'ai gardé en dernier lieu la syphilis, qui, avec l'ataxie, produit le plus communément ces paralysies oculaires. La syphilis peut agir directement sur le nerf et provoquer une névrite interstitielle. Elle peut agir indirectement sur lui et amener une périostite de l'orbite qui comprimera le nerf à son entrée dans le trou optique. Dans ce cas, la paralysie a été précédée de douleurs ostéocopes des plus violentes, et plusieurs nerfs, même le nerf optique, sont altérés en même temps. Enfin, la syphilis peut produire une gomme cérébrale, et la paralysie consécutive des divers nerfs moteurs de l'œil. Mais si la syphilis peut, par compression, amener la paralysie de plusieurs nerfs en même temps, l'ataxie peut aussi produire le même phénomène, J'ai, le premier, en 1877, dans une communication à la Société de biologie, publié l'observation d'un malade présentant la paralysie de tous les muscles de l'œil à la suite de l'ataxie. Ces cas sont très graves et prouvent que l'altération de la moelle a gagné les centres moteurs oculaires.

Souvent, dans l'ataxie, sans aucune trace de paralysie musculaire, on trouve un myosis dans les deux yeux. Ce myosis est parfois très prononcé; il entraîne une certaine contracture dans le muscle accommodateur, contracture qui produit un certain degré de myopie. Ce symptôme est la conséquence de l'altération du centre cilio-spinal, que nous a décrit Claude Bernard.

La paralysie de la sixième paire ou de la quatrième dans l'ataxie locomotrice est parfaitement guérissable. Elle guérit même spontanément, ainsi que l'a fort bien dit Duchenne. Elle dure de six à huit semaines, mais la guérison sera beaucoup plus rapide et sans récidive, si l'on attaque directement l'origine du mal. Or, à ce point de vue, je partage pleinement l'opinion de M. Fournier. Et comme lui, je crois que, neuf fois sur dix, l'ataxie est d'essence syphilitique. Mon avis est basé sur un nombre considérable d'observations où la présence de la syphilis n'était pas discutable ; il s'appuie surtout sur les bons effets du traitement qui a été appliqué. Les paralysies musculaires de l'œil, d'origine ataxique syphilitique, ne demandent aucun traitement local, si ce n'est quelques révulsifs et un peu d'électricité ; mais elles réclament un traitement interne très énergique. L'iodure de potassium, progressivement porté à de hautes doses, 6 à 7 grammes par jour, produit d'excellents résultats. Enfin, dans le traitement de l'ataxie en général, j'ai eu, dans ces derniers temps, des effets inattendus produits par les injections hypodermiques de cyanure d'or et de potassium.

DE L'ATROPHIE DE PAPILLE ATAXIQUE

Messieurs,

Vous avez vu hier à ma clinique, défiler sous vos yeux toute une série de gens, ataxiques pour la plupart, atteints d'atrophie du nerf optique, et vous avez assisté au traitement auquel nous les soumettons, les injections hypodermiques de *cyanure d'or et de potassium.* Il y a quelque temps, frappé de quelques résultats fort heureux obtenus par cette médication, j'ai fait sur ce sujet une communication à la Société de biologie. La malade que je présentais et chez qui j'avais obtenu les effets les plus favorables, fut soumise à l'examen le plus minutieux de la part de divers membres de la Société et entra sur la demande de M. Fournier à son service de l'hôpital Saint-Louis afin d'y être soumise à une observation plus longue et plus sévère. Vous l'avez vue et elle vous a raconté son histoire. Sous l'influence des injections de cyanure d'or et de potassium les douleurs fulgurantes avaient disparu, la démarche était devenue plus sûre, l'incontinence d'urine avait cessé, et ses yeux, presque aveugles, avaient en partie repris leur fonction. En effet, il y a quatorze mois, incapable de se conduire, sa fille nous l'amenait à la consultation. Depuis huit mois elle vient seule et traverse sans le moindre inconvénient le Pont-neuf et la rue Dauphine, où cependant, vous le savez, les obstacles ne manquent pas.

C'est dans cet état qu'elle rentre à Saint-Louis. A peine hospitalisée, on supprime les injections et on soumet la malade à l'iodure de potassium et aux frictions hydrargyriques, car c'est une syphilitique de vieille date. Quinze jours après, les accidents tabétiques reparaissent dans les membres inférieurs et la vue s'affaiblit. Un mois après son entrée, devant la réapparition des symptômes ataxiques, M. Fournier lui permet de venir à ma clinique se faire injecter deux fois par semaines. Elle sort enfin de l'hôpital, six semaines après son entrée, et recommence ses injections quotididiennes. Aujourd'hui vous avez vu que tout était rentré dans l'ordre, et que les accidents n'ont plus reparu.

Mais l'histoire de cette malade m'a entraîné loin de la voie que je m'étais tracée, car mon intention n'est pas de vous faire une leçon sur la thérapeutique des atrophies de papille ataxiques, mais bien de vous décrire cette forme d'atrophie, me réservant de revenir plus tard sur son traitement et plus spécialement sur les injections de cyanure d'or et de potassium et les bons effets que j'en ai obtenus.

L'atrophie de papille ataxique est malheureusement une affection assez commune; mes statistiques me permettent d'affirmer qu'à elle seule elle égale à peu près le cinquième des affections du fond de l'œil. On l'observe plus fréquemment chez l'homme que chez la femme et c'est surtout dans l'âge adulte qu'elle se développe.

Les caractères de cette affection sont très distincts et très marqués lorsqu'elle est bien développée, mais, lorsqu'elle débute, il est facile de se méprendre et de la confondre avec l'amblyopie toxique. Dans ce cas vous appellerez à votre aide les signes fonctionnels, qui, dans le doute, vous permettent d'éviter les erreurs de diagnostic. Aussi vous importe-t-il de les bien étudier et de les bien connaître.

La marche de l'atrophie est essentiellement lente et progressive. La vision au loin diminue peu à peu. Les malades ne peuvent supporter un jour trop vif qui les éblouit. Le soir leur vue s'améliore, et ils distinguent plus nettement. Bientôt ce n'est plus seulement la vue au loin qui s'affaiblit; ils ne peuvent plus voir de près; ils lisent encore les caractères les plus fins, mais avec beaucoup de difficultés et ils se fatiguent très rapidement. Il se produit chez eux une sorte d'asthé-nopie qui est généralement le premier symptôme du début de la maladie. Aussi, quand vous vous trouverez en présence d'une atrophie au début, que vous constaterez chez votre malade cette fatigue à la lecture, bien qu'il lise encore le n° 1 del'échelle typographique, examinez immédiatement la vision au loin et vous la trouverez toujours affaiblie. Cet affaiblisse-ment augmentera chaque jour. Tel caractère que votre ma-lade apercevra aujourd'hui à telle distance, il ne l'apercevra plus demain qu'à une distance moindre, et il faudra ainsi le rapprocher progressivement jusqu'au jour où l'acuité visuelle sera compètement abolie. Mais ici vous remarquerez un phé-nomène spécial qui vous servira pour votre diagnostic : c'est que la vue ne diminue pas au même degré dans les deux yeux. En effet, bien que les deux yeux soient toujours pris, car c'est une affection binoculaire, il est très rare de voir l'atrophie développée avec la même intensité des deux côtés. Tout au contraire il y a toujours grand écart entre leur degré d'altération. Par contre, dans l'amblyopie alcoo-lique les troubles de la vue sont toujours égaux dans les deux yeux.

Dans la majorité des cas, le champ visuel phériphérique n'est point diminué au début ; mais avec les progrès de la ma-ladie il se rétrécit concentriquement. L'hémiopie latérale, homonyme ou croisée est très rare dans cette forme d'atrophie.

L'altération visuelle peut encore dépendre quelquefois d'une sorte de tache foncée ou noire qui masque le point de fixation. Cette tache, très petite au début, s'étend peu à peu et prend la forme ronde ou ovale. Dans certains cas elle accuse un aspect plus ou moins irrégulier. Ces taches peuvent être plus ou moins nombreuses. Lorsque le scotome est simple, il est d'ordinaire central. Nombreux, les scotomes sont dissé-minés dans tout le champ visuel.

Le scotome central existe aussi dans les affections de la macula c'est pourquoi il importe beaucoup d'examiner cette région avec le plus grand soin, de s'assurer si elle n'est pas le siège de quelque altération.

Un examen qui est très important et auquel il convient que vons donniez toute votre attention c'est l'examen de la faculté chromatique. Tous les malades atteints d'atrophie de papille, soit commençante, soit avancée, accusent, en effet, une perversion de cette faculté. En 1862, au Congrès d'ophtalmologie, j'ai été le premier à signaler cette perversion, que j'avais observée chez un malade atteint d'atrophie de papille consécutive à une rétinite glycosurique. Quatre mois après, Benedict à Vienne fit la même communication au sujet d'une atrophie de papille progressive de nature ataxique. Plus tard, les recherches de Leber, de Voinow et d'autres complétèrent et justifièrent ces observations. Généralement ces malades ne reconnaissent plus le rouge et le vert. Tandis que le premier leur paraît noir, le second leur paraît gris. Les couleurs, jaune et bleue, sont les deux qui se conservent le plus longtemps.

Comme pour la vision blanche la vision coloriée présente des modifications du champ visuel; tantôt c'est un simple rétrécissement périphérique concentrique pour telle ou telle couleur, tantôt le champ visuel est parsemé de scotomes exclusivement chromatiques.

On observe encore dans l'atrophie de papille certains autres symptômes qui sont le résultat de fausses impressions éprouvées par les malades. Ce sont des photopsies ou sensations lumineuses en forme d'éclairs, d'étincelles, d'étoiles brillantes, quelquefois un scintillement pareil à celui que produisent des flocons de neige ou des paillettes d'or; souvent ce sont des eux de différentes couleurs comparables à des feux d'artifice; des chrupsies, qui font voir les objets entourés d'auréoles colorées de diverses façons. Quelquefois même les malades ont complètement perdu la vue, et ils voient à des périodes intermittentes, mais presque fixes, des lumières excessivement vives qui les éblouissent et qu'ils ne peuvent supporter. C'est une impression individuelle, une excitation des centres nerveux qui produit cette lumière.

Quant à l'aspect général des malades atteints d'atrophie à une période avancée, leur démarche a quelque chose de caractéristique. Ils tiennent la tête haute et les yeux dirigés vers le ciel ; leur regard est vague et incertain. Ils ne craignent rien et paraissent très rassurés, car jusqu'au jour où la cécité est absolue, ils se font illusion et conservent beaucoup d'espoir. Autant l'homme cataracté est pusillanime, autant l'homme atteint d'atrophie de la papille est courageux. Et cette confiance est tellement caractéristique chez ces malades, que je vous conseille de ne jamais vous fier à leurs réponses ; car loin d'exagérer les symptômes qu'ils présentent, il ne les accusent même pas, ou les atténuent singulièrement.

A la partie externe de l'œil rien de changé au début, mais les malades se plaignent de névralgies de la tête et de l'œil de douleurs lancinantes de cette région, analogues à celles que l'on observe dans les membres inférieurs, et si vous explorez la région périorbitaire vous trouvez sur le front, la tempe, la joue, des plaques d'anesthésie disséminées. Avec les progrès de l'affection on voit survenir une contracture exagérée de la pupille qui peut même exister avant tout phénomène d'atrophie. C'est le myosis. Il peut être porté à un tel degré, que c'est avec la plus grande peine qu'on éclairera le fond de l'œil. Dans d'autres cas, la pupille change de forme, devient irrégulière, angulaire et comme échancrée. Toutes ces transformations sont dues probablement à l'altération de certaines branches de quelque nerf cilio-spinal. Le myosis, étant en rapport avec le degré d'altération de la papille, n'est jamais égal dans les deux yeux, l'atrophie n'ayant jamais le même degré des deux côtés.

A l'ophthalmoscope, les signes apparents font défaut au début. Mais à mesure que les troubles fonctionnels s'accentuent dans un œil, on voit la papille de cet œil devenir plus pâle que celle du côté opposé. Bientôt les symptômes deviennent plus frappants, et la papille présente une coloration blanche nacrée, crayeuse, réfléchissant la lumière. Quand l'atrophie est complète, cette coloration blanche est uniforme, quelquefois tirant sur le bleu ou le gris. Les contours de la papille atrophiée se montrent fortement tranchés sur le fond

rouge ; ses limites sont nettement accusées et ses bords se
détachent franchement. L'état des vaisseaux centraux est très
intéressant à étudier. On croit généralement qu'ils subissent
des modifications tellement sensibles, que c'est d'après leur
diminution plus ou moins grande, qu'on peut juger de l'ag-
gravation de la maladie. Cette opinion est complètement
erronée, et l'observation journalière nous démontre que ces
vaisseaux peuvent rester sans aucune modification là où
l'atrophie est complète. Ce ne sont pas, en effet, les vaisseaux
centraux qui servent à la nutrition du nerf optique, mais
bien les vaisseaux capillaires, ceux qui viennent de la pie-
mère ou du nevrilème interne. L'artère et la veine centrale
proviennent, au contraire, de l'artère ophtalmique et se
répandent dans la rétine ; elles ne contribuent que d'une ma-
nière secondaire à la nutrition du nerf optique ; et malgré
l'atrophie de ce dernier elles peuvent conserver très longtemps leur volume normal. Les capillaires, au contraire,
s'atrophient avec les fibres du nerf, disparaissent, et sont
cause de la décoloration de la papille.

On ne trouve pas d'exsudation péri-papillaire ; la rétine a
conservé son aspect normal ; elle est transparente et sans
exsudations. Seulement, la rétine ne transmet au cerveau les
impressions qu'elle reçoit qu'à travers le nerf optique ; et ce
nerf étant malade la transmission ne se fait plus.

Tel est à peu près le cortège des symptômes qui accom-
pagnent l'atrophie de papille. Avec les progrès de la maladie
tous s'accentuent de plus en plus jusqu'à ce que la cécité
devienne complète.

Quelles sont maintenant les lésions anatomiques produites
par l'atrophie progressive de la papille ? Ces altérations du
nerf optique ne peuvent pas être reconnues à l'œil nu, même
lorsque la maladie est très avancée, car ce nerf ratatiné par
place ne subit en général aucun changement apparent. Ce
n'est qu'à 'aide du microscope que l'on découvre les lésions
qui se sont produites : on constate alors que les cylindraxes
se sont détruits les premiers ; la myéline se rétracte au
début, puis finit ensuite par s'atrophier également, et tous

les éléments atrophiés sont remplacés par du tissu cellulaire. Leber, qui a examiné le nerf optique aux diverses périodes de l'atrophie, prétend qu'on trouve bien conservées les fibres situées au centre du nerf, près de l'artère centrale ; et, d'après lui, ce serait de la périphérie et du voisinage de la gaîne, que le mal se répandrait pour envahir la masse du nerf. Les choses ne se passent pas toujours ainsi, et nous voyons, dans un certain nombre de cas, le processus atrophique envahir à la fois certains groupes de fibres, et former des îlot atrophiques disséminés ainsi que l'a démontré un de mes élèves. Dans le faisceau atrophié du nerf optique, on voit des fibres nerveuses très fines, irrégulières, munies par places de nodosités. Par place aussi ces fibrilles ne diffèrent en rien du tissu cellulaire, qui a remplacé les fibres nerveuses disparues totalement, ou qui ne sont qu'à l'état d'induration et de dégénérescence grise, ainsi que Charcot l'a prouvé. Tout le long des vaisseaux et près de la gaîne lymphatique, on aperçoit un nombre considérable de cellules grumeuses pareilles à celles que Robin a décrites dans le cerveau. Leber a rencontré, dans quelques cas, des productions amyloïdes, et Cornil a trouvé dans les gaînes du nerf des granulations graisseuses.

Telles sont succintement les altérations anatomiques que vous constaterez dans un nerf optique atteint d'atrophie progressive.

L'ataxie locomotrice progressive et la dégénérescence grise des cordons postérieurs se compliquent très souvent d'atrophie de papille. C'est pourquoi M. Charcot, et avec beaucoup de raison, a donné à cette atrophie le nom d'*amaurose tabétique*, ou d'induration grise progressive. Il y a dix-huit ans environ, on ignorait complètement que l'ataxie pût produire une amaurose. Le premier qui s'en soit aperçu, c'est Duchêne, de Boulogne. Il me fit appeler ; je lui fis le dessin du nerf atrophié ; nous examinâmes ensemble plusieurs malades et nous avons démontré que cette terrible affection de la moelle se complique bien souvent, et dès le début, d'une amaurose avec atrophie de papille. En 1872, Duchêne, dans sa troisième édition de l'*Électrisation localisée*, publiait le résultat de nos recherches.

Il y a une douzaine d'années, parcourant les salles de la Salpêtrière, j'engageais M. Charcot à examiner tous les aveugles de son service. Nous avons trouvé des cécités par glaucome, par névrite et par atrophie. Il nous fut facile d'établir une différence entre les atrophies simples et les atrophies par névrite ; car dans l'une, on voyait une infiltration péripapillaire que l'on ne retrouvait pas dans l'autre ; et enfin, M. Charcot fut amené à conclure que l'atrophie progressive est généralement due à l'ataxie locomotrice.

L'atrophie apparaît à des époques très variées de la maladie spinale ; habituellement elle est précédée de douleurs lancinantes dans les membres inférieurs et des autres symptômes de l'ataxie. Mais il y a certains cas, et, à M. Charcot revient tout le mérite de les avoir classés, il y a des cas, dis-je, où la lésion optique précède tous les autres symptômes, et compose à elle seule, parfois pendant de longues années, toute la maladie. M. Charcot, après avoir étudié tous les malades de la Salpêtrière, n'a pas hésité à ranger ces atrophies dans la classe des atrophies par ataxie ; et il a prouvé que l'atrophie de papille était assez souvent le premier symptôme du tabès. Cette opinion a été entièrement confirmée depuis.

Telle est la triste histoire de cette grave affection dont le pronostic est presque toujours désastreux.

Nous venons, dans ces dernières années, d'assister à l'éclosion d'une lutte des plus intéressantes certes, entre l'école de Saint-Louis et l'école de la Salpêtrière. Les deux hommes éminents qui se trouvent à la tête de ce mouvement, MM. Charcot et Fournier, ont déjà, par leurs savants travaux, captivé l'attention du monde scientifique tout entier. L'ataxie est-elle communément d'origine syphilitique, ou la syphilis n'est-elle qu'une simple coïncidence ? L'avenir, espérons-le, nous donnera la solution de la question. Quant à moi, si je pouvais apporter en ce débat l'appui de mes observations et de mon expérience, basée sur des faits cliniques, je n'hésiterais pas à me ranger à l'opinion de M. le professeur Fournier. L'ataxie, c'est ma conviction, est souvent d'origine syphilitique. Mais entreprendre de développer les arguments à l'appui d'une pareille assertion, arguments basés sur les résultats obtenus par la médication antisyphilitique, m'entraînerait beaucoup trop loin, et mon but était simplement de vous décrire l'atrophie papillaire.

ALTÉRATIONS DU NERF DE LA CINQUIÈME PAIRE

Messieurs,

Pour compléter l'étude des altérations que l'ataxie peut produire du côté de l'œil ou de ses annexes il nous faut parler d'une affection peu connue, que la plupart des auteurs ne mentionnent pas ; il s'agit des lésions du nerf de la cinquième paire. Ces lésions peuvent se produire à toutes les périodes de l'ataxie, mais on les trouve plus communément à la période initiale, avant tout autre altération oculaire. Elles peuvent se manifester de deux façons différentes. Tantôt on peut observer dans toute la région péri-orbitaire, et plus spécialement d'un seul côté, une sorte d'hyperesthésie disséminée avec douleurs intermittentes très aiguës. En cherchant à délimiter ces plaques d'hyperesthésie on les trouve toutes situées le long du trajet des branches du nerf de la cinquième paire. Les douleurs lancinantes qu'elles provoquent peuvent se propager jusqu'à l'œil qui devient le siège de véritables névralgies. Ces douleurs acquièrent une telle intensité qu'elles peuvent facilement induire en erreur, surtout si les lésions atrophiques commencent déjà à se produire du côté du nerf optique. J'ai vu un malade, qui avait un commencement d'atrophie papillaire avec excavation physiologique assez prononcée, à qui on voulait faire une iridectomie parce que les douleurs étaient tellement aiguës, qu'elles en avaient imposé, et avaient fait croire à un glaucome. Tantôt ce sont des plaques d'anesthésie que l'on rencontre. Celles-ci, parfois, ne surviennent qu'après les douleurs aiguës, et sont, en quelque sorte, la transformation de l'hyperesthésie. Dans d'autres cas, et ce sont les plus nombreux, c'est d'emblée par cette forme que débutent les accidents du côté de la cinquième paire. Ces plaques anesthésiques sont également situées tout le long des ramifications du nerf, de sorte qu'on en trouve non seulement dans la région péri-orbitaire, mais encore sur la joue ou sur l'aile du nez. Dans ces points, l'insensibilité survient graduellement et peut devenir absolue. Les piqûres d'épingle ne sont nullement ressenties. Les malades ne s'apercevraient pas de leur état, si toute la région ne devenait le siège d'une sorte de pesanteur gênante. Il semble que tous les mouvements de contraction se font avec difficulté, et, instinctivement, on est disposé à y porter la main pour vaincre la rigidité des téguments. Cette paresse qu'accusent les malades est apparente et non réelle, et provient de ce que la sensibilité faisant défaut, ils se rendent plus difficilement compte des mouvements de contraction, et, en général, de tout effort produit par les muscles de la région atteinte. Bien des fois j'ai pu constater ces divers phénomènes chez des individus qui ne présentaient encore aucun trouble fonctionnel de la vue, et qui, plus tard, revenaient avec des atrophies du nerf optique. Il est rare, malgré toute espèce de traitement, que la sensibilité revienne d'une façon absolue dans ces parties, l'anesthésie peut ne pas rester complète, mais la sensibilité ne revient jamais aussi parfaite qu'antérieurement. Enfin ces altérations de la cinquième paire s'observent d'ordinaire d'un seul côté seulement.

Telles sont les diverses altérations que l'ataxie locomotrice peut produire du côté de l'œil.

Pour compléter cette étude il nous reste à parler de la thérapeutique que nous devons instituer dans ces cas.

TRAITEMENT

Nous pourrons diviser cette thérapeutique en deux parties : traitement local et traitement général.

Le traitement local consistera surtout dans l'emploi des révulsifs, mais j'ai hâte d'ajouter qu'il ne faut pas en attendre de trop grands résultats. Dans les paralysies musculaires ou les altérations de la cinquième paire, cette médication peut venir en aide au traitement général et hâter sinon la guérison absolue, du moins amener une amélioration notable; mais dans les atrophies de papille ses effets seront nuls. Vous pourrez employer dans la région péri-orbitaire les vésicatoires, les cautères, l'électricité, la strychnine en pommade ou en injections hypodermiques, et enfin tous les stimulants que renferme notre arsenal pharmaceutique. Le cautère, je l'aime peu à cause des souffrances qu'il procure et du peu d'amélioration qu'il donne. Je préfère les vésicatoires répétés, parce que leur emploi est facile. Ils agiront très bien dans les altérations des nerfs sus ou sous-orbitaire, dans les cas d'anesthésie disséminée par plaques. Dans les paralysies récentes des nerfs moteurs, vous pourrez aussi en attendre de bons effets.

L'électricité, à courants continus dans les affections de la cinquième paire, à courants interrompus dans les paralysies musculaires, appliquée directement sur le trajet du nerf anesthésié ou du muscle paralysé rendra de très grands services. Enfin, dans ces mêmes altérations, les injections hypodermiques de strychnine, ou les frictions avec une pommade stimulante quelconque pourront être très utiles.

Mais tous ces divers moyens que je viens d'indiquer ont

également été préconisés contre l'atrophie de papille, et, à tour de rôle chacun a eu sa période de succès. La strychnine surtout, même encore aujourd'hui, est considérée par certains praticiens comme le médicament curatif des atrophies de papille. Ma très longue expérience me permet d'affirmer, très catégoriquement, que tout traitement local dirigé contre les atrophies du nerf optique est absolument inutile. Les injections hypodermiques de strychnine à la tempe, du côté malade, préconisées par Woinow et surtout par Nagel sont très répandues en Allemagne et nous avons, il y a quelque temps, assisté à un véritable débordement d'observations de cas d'atrophies de papille qu'elles avaient guéries. L'enthousiasme semble être refroidi et j'aime à croire, qu'avant peu il sera complètement éteint. Ces injections seront abandonnées, car j'ose affirmer que pas une atrophie n'a été guérie par ce procédé. Est-ce à dire que les observations ont été publiées de mauvaise foi ? Loin de moi cette pensée; mais leurs auteurs auront pris pour des atrophies papillaires certaines formes accentuées d'amblyopie toxique avec contracture spasmodique des vaisseaux, rendant la papille tellement anémiée qu'on la croirait atteinte d'atrophie, et cela d'autant plus facilement que l'œil est le siège de troubles fonctionnels très importants. L'opinion que j'émets sur cette médication est basée sur des observations très nombreuses. Systématiquement j'ai, pendant de longs mois, soumis à ces injections hypodermiques de strychnine tous mes malades où l'atrophie était non douteuse, et non seulement pas un seul n'a guéri, mais pas un seul n'a présenté la plus légère amélioration, de sorte que je crois être grandement autorisé à démentir les bons effets que l'on a bien voulu prêter à cette méthode.

Aussi, s'il fallait résumer cette thérapeutique locale, je dirais qu'elle peut être parfois efficace contre les altérations des diverses paires nerveuses, mais qu'elle est absolument impuissante contre les atrophies de papille.

Nous devons, au contraire, donner tous nos soins au traitement général, car les altérations oculaires ne sont que secondaires et la conséquence de l'affection spinale. Beaucoup d'agents ont été préconisés dans ces cas. On a d'abord, extérieurement, employé les douches froides générales. Entre les mains de M. Charcot, l'hydrothérapie méthodique a donné de bons effets. On a prescrit les cautères ou pointes de feu le long de la colonne vertébrale. Ces moyens ne doivent être considérés que comme adjuvants. Trousseau conseillait à l'intérieur l'usage de la belladone dont on devait progressivement élever la dose. Au début de l'ataxie, quand se produisent les douleurs fulgurantes, on peut, par ce moyen, modérer leur intensité, mais on n'agit nullement contre la lésion spinale. Charcot, Vulpian et Althaus ont préconisé le nitrate d'argent, et il est hors de doute que parfois il a procuré de bons résultats. Malheureusement, on a généralisé son emploi, et indistinctement on l'a prescrit dans tous les cas d'ataxie. Aussi, bien que ce médicament reste encore aujourd'hui l'agent principal de la thérapeutique du tabès, on peut dire que dans bien des cas il n'a aucune action sur la marche de la maladie.

Sans nous dissimuler la gravité du pronostic d'une pareille affection, je crois que, dans un temps prochain, nous arriverons à des résultats bien plus satisfaisants, si, ce dont je suis certain, acceptant l'interprétation étiologique de l'ataxie que nous donne M. Fournier, c'est-à-dire reconnaissant la syphilis comme la cause principale qui la développe, nous nous adressons franchement aux mercuriaux pour enrayer sa marche. Déjà, dans les paralysies de la troisième, quatrième et sixième paire d'origine ataxique nous obtenons les meilleurs effets par l'administration de l'iodure de potassium ; pourquoi donc ne pas admettre que l'atrophie papillaire, quand elle est une manifestation tabétique, puisse être aussi heureusement modifiée par les préparations mercurielles ? Certainement, et mon opinion est bien établie sur ce point, le traitement mixte, c'est-à-dire les frictions générales sur les jointures avec l'onguent double d'hydrargyre combinées avec l'iodure de potassium à l'intérieur, porté progressivement jusqu'à des doses élevées, agissent merveilleusement dans certains cas. Mais pour cela il ne faut pas perdre un temps précieux à chercher la voie que l'on doit prendre ; il faut, dès l'apparition des premiers symptômes, instituer le traitement et le continuer sans interruption pendant des mois. Il faut donc agir vite pour agir efficacement. C'est en partant de ce principe que j'ai eu l'idée de remplacer les frictions par les injections hypodermiques d'un sel de mercure. Après avoir successivement employé l'*albuminate*, le *peptonate*, j'ai donné la préférence au *cyanure de mercure* comme étant la préparation la plus stable, et dont l'action était la plus énergique. Je le prescris à la dose de 20 centigrammes pour 10 grammes d'eau distillée et j'en injecte tous les jours de cinq à dix gouttes. A cette dose il est parfaitement supporté par l'organisme et n'amène jamais d'accidents. Si on élève la dose, on provoque parfois, très rapidement, des phénomènes gastro-intestinaux qui obligent à suspendre son emploi. Aussi vaut-il bien mieux n'injecter que de faibles doses et l'employer sans interruption. Voilà trois ans que je prescris le *cyanure de mercure* dans toutes les affections syphilitiques du fond de l'œil et je n'ai qu'à me féliciter des heureux résultats qu'il procure.

Est-ce à dire qu'il faut indistinctement, dans toutes les atrophies de papille ataxiques, employer constamment les injections hypodermiques d'une solution d'un sel de mercure et n'employer qu'elles? Certainement non. Si vous êtes à la période initiale, employez de parti pris les préparations d'hydrargyre, parce que, si vous avez la chance de tomber sur un cas syphilitique, c'est par ce moyen que vous arriverez le plus rapidement à un résultat. Quand vous aurez saturé l'organisme de mercure et que vous aurez, par conséquent, enrayé le virus syphilitique, je vous conseille alors de modifier votre thérapeutique. Les expériences si intéressantes de M. Burcq nous ont démontré les bons effets de la métallothérapie sur la plupart des affections nerveuses. Au début, M. Burcq se contentait d'appliquer les plaques de métal sur la peau, mais plus tard, généralisant sa méthode, il prescrivait à l'intérieur, suivant les cas, les préparations métalliques. C'est ainsi que journellement on ordonne aujourd'hui *intus* et *extra* les préparations d'or, d'argent, de zinc. J'ai cru qu'on pouvait également, pour l'application de ces substances, prendre la voie hypodermique, surtout dans les cas graves comme l'ataxie, où les résultats dépendent souvent d'une action énergique et rapide. Aussi, il y a dix-huit mois, je m'adressai à M. le professeur Frémy, du Muséum, qui voulut bien m'éclairer de ses conseils, et de ses renseignements si obligeamment donnés, j'obtins la certitude que le cyanure d'or et de potassium était un sel des plus stables. Je commençai alors des expériences sur les animaux et bientôt j'acquis la conviction qu'on pouvait impunément l'employer en injections sous-cutanées. J'en fis usage pendant six mois consécutifs sur divers malades et, il y a un an passé, je faisais part de mes observations et des résultats obtenus à la Société de biologie. Ces résultats, sans être encore bien concluants au point de vue curatif, étaient cependant considérables, car ils m'avaient démontré que ce sel très actif pouvait, sans danger, imprégner les tissus et s'accumuler en certaine quantité dans le sang. M. Rabuteau ne voulut pas croire à l'avenir du nouveau sel, et me prédit qu'avant peu j'aurais complètement abandonné son emploi. Il a été mauvais prophète. Il y a quelque temps, en effet, un an environ après ma première communication, j'en faisais une seconde à la Société de biologie où cette fois je venais apporter des faits probants de l'action curative de ce sel dans l'ataxie locomotrice et l'atrophie papillaire. Voici la formule que j'emploie :


```
Eau distillée........................ .....   10 gr.
Cyanure d'or et de potassium.........   20 centigr.
```

On commence d'abord les injections par cinq gouttes, on les continue tous les jours, et progressivement on arrive jusqu'à dix et quinze gouttes suivant la tolérance des individus ; puis, de la même façon, graduellement on revient à la dose de départ, pour ne pas trop fatiguer l'organisme. De préférence je choisis la région dorsale comme siège des injections. Malgré les plus grands soins, les solutions sont parfois plus ou moins acides, et provoquent, au moment de l'injection, une sensation de brûlure, qui parfois devient insupportable suivant la sensibilité des malades. Ces faits sont rares, car la plupart les supportent très bien, mais néanmoins ils peuvent se produire. Dans ces cas, pour calmer instantanément la douleur, il suffit d'appliquer, pendant quelques instants une compresse trempée dans l'eau froide sur la région où l'on a fait la piqûre. C'est ainsi que procède un de mes aides, M. Despagnet, qui, par ce moyen, est arrivé à faire supporter ce traitement par les malades les plus réfractaires. Là se bornent tous les accidents que l'on observe, si l'injection est bien faite, c'est-à-dire profondément, près de l'aponévrose, le plus loin possible, en un mot, des téguments externes.

Dans ces derniers temps j'ai employé le *bromure d'or et de potassium* dont l'acidité est moins accusée. La sensation de brûlure est en effet moins prononcée, mais je ne sais encore si l'action de ce sel est aussi efficace que celle du cyanure.

J'ai obtenu par ces injections des résultats très favorables : amélioration notable chez les uns, comme chez la malade dont je vous parlais quand nous avons étudié l'atrophie; arrêt de la marche de l'affection chez les autres, et par suite, état stationnaire des fonctions visuelles. Enfin, il faut bien le dire aussi, il en est chez qui je n'ai rien obtenu. Peut-être, et c'est probable, devons-nous ces insuccès à ce que ces malades n'étaient pas sensibles pour le métal que nous employions? Et si nous nous étions servi d'un sel à base différente, serions-nous arrivés à produire de meilleurs effet? C'est possible. En tout cas il nous faut, je crois, tenir grand compte de ce nouveau mode thérapeutique, expérimenter des sels nouveaux, et ne pas oublier que le *cyanure d'or* possède à son actif des résultats heureux dans une affection où, jusqu'à ce jour, nous étions complètement impuissants.

TABLE DES MATIÈRES

BOURLOTON. — Imprimeries réunies, B.